Trouver la clarté intérieure

Le livre pratique

Comment obtenir le calme, la clarté et la force vitale pour vivre de manière autodéterminée et authentique

Paulina Goesmann

CONTENU

Ce qui vous attend dans ce livre

Bonjour, chère lectrice, cher lecteur !

Si vous lisez ce livre, c'est que vous avez probablement rencontré un problème très courant à notre époque - vous êtes "perdu". Pas au sens physique du terme, bien sûr. Vous avez perdu l'une des capacités de l'homme en tant qu'être biologique supérieur : la clarté mentale. Comment en êtes-vous arrivé là ? Laissez-moi deviner : vous êtes fatigué par le flux d'informations qui nous parvient de partout, ou peut-être que votre travail implique un travail intellectuel et que vous sentez littéralement que vous êtes surchargé mentalement, ou encore que quelque chose s'est mal passé dans votre vie personnelle. Comment vous sentez-vous ? La fatigue est la première chose qui vient à l'esprit. Le cerveau est fatigué et cela se traduit par des symptômes tels qu'une concentration réduite, des problèmes de mémoire ainsi qu'un sentiment de confusion totale dans la tête et une certaine désorientation mentale, pour ainsi dire. Vous n'arrivez pas à gérer vos émotions, vous êtes constamment confronté à un choix difficile entre "je veux" et "je dois/je dois" ...

Et bien qu'il n'existe pas de statistiques sur la prévalence de ce phénomène, les experts estiment qu'aujourd'hui, environ 600 millions de personnes dans le monde peuvent souffrir de dysfonctionnement cognitif à des degrés divers. De nombreuses personnes se tournent ainsi vers un psychologue ou un psycho-thérapeute - et ce n'est pas surprenant. Le monde est devenu tellement dynamique et parfois même très stressant que notre cerveau a parfois du mal à gérer une telle quantité d'événements, de données, de faits et d'autres informations. Ce n'est pas grave. Bien que le cerveau humain soit unique, ses possibilités ne sont pas illimitées, le cerveau n'est pas une machine et il a tendance à se fatiguer.

Je ne suis pas médecin moi-même et je ne peux pas vous donner de conseils valables et cliniquement prouvés, mais je vais essayer de vous aider en tant que personne ayant traversé la même chose. Je suis encore jeune, mais je peux me risquer à vous donner quelques recommandations qui m'ont aidé, à mon époque, à surmonter moi-même ma crise intérieure. J'étais sur le point de consulter un psychologue, mais quelque chose m'en a empêché au dernier moment. La pensée s'est installée dans mon esprit : "Je dois essayer de m'en sortir seul". C'est ce que j'ai réussi à faire. Et je suis sûr à 99 % que vous pouvez le faire aussi. Vous devriez au moins essayer, et mon livre sera pour vous un guide à part entière dans cette affaire difficile.

Je dois toutefois vous avertir que les méthodes décrites dans ce livre ne vous seront peut-être d'aucune aide. Dans ce cas, vous devriez consulter un spécialiste, car les symptômes du burn-out et ceux de certaines maladies mentales peuvent se recouper.

Ce livre ne doit pas être assimilé à des méthodes d'autotraitement, mais, dans un certain sens, à un premier secours en cas de symptômes aigus. Et vous savez que si les services de secours sont impuissants, vous devez consulter un médecin, faire un diagnostic complet et, le cas échéant, suivre un traitement qui ne peut être effectué que par un spécialiste ayant reçu une formation adéquate, ce que je ne suis pas. Je ne suis qu'une personne à qui les premiers secours ont été prodigués. Avant de poursuivre le premier chapitre de ce manuel, répondez aux questions suivantes :

- Vos activités impliquent-elles un travail intellectuel ?

- Etes-vous actuellement étudiant(e) ?

- Avez-vous plus de mal à vous souvenir des choses (dates, événements, noms, etc.) ?

- Vous êtes-vous récemment surpris à penser que vous ne compreniez pas pourquoi vous vous leviez le matin ?

- Vous êtes-vous récemment surpris à faire des choses simplement parce qu'elles doivent être faites, sans le vouloir, "automatiquement" ?

- Au cours des dernières semaines, avez-vous remarqué que les activités et les choses qui vous faisaient vous sentir positif sont aujourd'hui ennuyeuses ?

- Avez-vous parfois l'impression de "ne pas pouvoir aligner deux mots" ? Ou vous avez un mot sur le bout de la langue, mais vous n'arrivez pas à le retenir ?

- Dormez-vous moins de 7-8 heures par nuit ?

- Avez-vous de mauvaises habitudes (par exemple, fumer des cigarettes et consommer de l'alcool) ?

- Vous vous intéressez au sujet des capacités cognitives humaines en général ? Vous avez toujours voulu comprendre les subtilités du cerveau et appliquer ces connaissances à vous-même ?

Plus vous avez de réponses "oui", plus vous avez besoin de ce manuel. Je peux supposer que vous avez répondu "oui" à au moins une des questions ci-dessus, alors abordons tout ce qui concerne la clarté mentale.

Ce livre ne comporte que deux chapitres. Le premier chapitre contient des conseils plutôt généraux que l'auteur a personnellement testés sur elle-même et dont elle peut garantir l'importance et la valeur. Le deuxième chapitre, en revanche, est consacré à la clarté d'esprit au travail. Il y est décrit, étape par étape, comment se préparer à travailler de manière productive, ce qu'il faut faire et ce qu'il ne faut pas faire pour se vider l'esprit. Je tiens à préciser que l'algorithme du deuxième chapitre n'a pas beaucoup de sens si l'on ne tient pas compte des recommandations du premier chapitre. Si vous poursuivez votre lecture, vous en comprendrez la raison.

J'espère que mon manuel vous sera utile et intéressant. Je vous souhaite une bonne lecture et un changement agréable de votre état psychique !

Chapitre 1 : Recommandations générales.

Lorsqu'il s'agit de problèmes mentaux, la première chose à laquelle vous devriez penser est à quel point vous vivez sainement. Nous le savons par toutes les prises de courant, nous entendons et lisons sans cesse sur un mode de vie sain, mais soyons honnêtes : beaucoup d'entre nous négligent les règles de base lorsqu'il s'agit de notre santé. Pas seulement sur le plan physique, mais aussi sur le plan mental. Commençons donc par les bases...

1. ARRÊTER DE FUMER.

Tout le monde connaît les dangers du tabagisme, pourtant, selon les données du ministère fédéral de la Santé, 23,8 % des hommes et des femmes de 18 ans et plus fument au total. Environ 1,7 milliard de personnes dans le monde fument chaque jour, ce qui représente environ un cinquième de la population mondiale. L'habitude de fumer étant généralement "née" à l'adolescence, le nombre de fumeurs adolescents devrait également être pris en compte.

Si vous n'avez jamais fumé, ne fumez pas actuellement et n'avez pas l'intention de commencer à fumer, veuillez accepter mes sincères félicitations et passer au point 2. Pour tous les autres, les informations ci-dessous sont pertinentes et utiles.

Les scientifiques du monde entier s'accordent à dire qu'il s'agit d'une neurotoxine. À petites doses, elle reste une substance dangereuse et toxique, mais elle augmente l'excitation. Cela ne signifie pas pour autant que la nicotine peut être considérée comme un stimulant. Ses effets perturbent le rythme naturel de nombreux organes. Le regain d'énergie qui se produit immédiatement après avoir fumé est dû au fait que, dans un premier temps, les vaisseaux sanguins qui alimentent le cerveau en sang se dilatent. Mais très rapidement, le processus inverse se produit. La nicotine a un effet spasmodique sur les vaisseaux sanguins du cerveau, ce qui peut entraîner des maux de tête persistants. En outre, la nicotine peut affecter le métabolisme du cholestérol, dont l'accumulation entraîne une altération des vaisseaux sanguins par des plaques d'athérosclérose. C'est le rétrécissement des vaisseaux sanguins qui peut être désigné comme le principal facteur nocif des effets de cette habitude sur la circulation sanguine dans le cerveau. Le rétrécissement des vaisseaux sanguins entraîne un manque d'apport de sang, ce qui entraîne un manque d'oxygène. En conséquence, les cellules nerveuses meurent.

Le tabagisme est également une source de risque importante pour différents types d'AVC. Comme le système circulatoire ne fonctionne pas correctement, il y a un risque d'obstruction des vaisseaux sanguins du cerveau. Comme le tabagisme rétrécit les vaisseaux sanguins, les caillots de sang ont plus de mal à passer dans leurs canaux. Il existe un risque d'un autre type d'accident vasculaire cérébral, dans lequel les vaisseaux sanguins eux-mêmes sont affectés. Il en résulte une hémorragie massive et souvent mortelle. L'AVC est l'une des principales causes de décès - la deuxième plus fréquente parmi les maladies de l'appareil circulatoire après l'infarctus du myocarde.

La nicotine a un impact direct sur la clarté mentale. **Une personne dépendante de la cigarette peut**

subir un déclin de plusieurs fonctions cérébrales.
Une étude européenne portant sur 9.000 personnes a montré que les fumeurs perdent leurs capacités cognitives cinq fois plus vite : Leur mémoire se détériore, ils ont plus de mal à se concentrer, leurs processus de pensée ralentissent, ils mettent plus de temps à s'engager dans un travail, etc. En cas d'absence prolongée de nicotine dans l'organisme, la personne devient extrêmement irritable, nerveuse et de très mauvaise humeur, ce qui indique une forte dépendance à la nicotine.

Vous trouverez ci-dessous un test de dépendance au tabac. ***Le test de Fagerström*** évalue la dépendance à la nicotine des fumeurs et ne comporte que 6 questions simples. Plus le score final est élevé, plus la dépendance à la nicotine est importante. Score maximal = 10.

1. à quelle vitesse prenez-vous une cigarette au réveil ?
1. dans les 5 premières minutes (3)
2. après 6 à 30 minutes (2)
3. après 31 à 60 minutes (1)
4. après plus de 60 minutes (0)

2. est-il difficile pour vous de vous abstenir de fumer dans les endroits où cela est interdit ?
1. Oui (1)
2. non (0)

3. quelle est la cigarette dont vous avez le plus de mal à vous passer ?

1. sur une cigarette matinale (1)

2. sur un (0) suivant

4. combien de cigarettes fumez-vous par jour ?

1. jusqu'à 10 (0)

2. de 11 à 20 (1)

3. de 21 à 30 (2)

4. plus de 30 (3)

5. fumez-vous plus souvent dans les heures qui suivent votre réveil que pendant la journée ?

1. le matin (1)

2. pendant la journée (2)

6. fumez-vous pendant une maladie alors que vous devriez rester au lit ?

1. Oui. (1)

2. non (0)

Comptez le nombre de points (indiqué entre parenthèses).

Évaluation des résultats de tests

le degré de dépendance :

- De 0 à 2 points : Très faible

- 3-4 points : Faible

- 5 points : Moyen
- 6-7 points : Haute
- 8 à 10 points : Très élevé

Même si vous n'entrez que 1 ou 2 points dans ce test, ne vous précipitez pas pour vous réjouir, cela ne signifie pas que tout va bien et que vous n'avez rien à craindre. Fumer a un impact extrêmement négatif sur la santé, que vous fumiez peu ou beaucoup, que vous ayez une faible dépendance ou non. C'est toujours une habitude nocive contre laquelle il faut lutter, même s'il ne s'agit que d'une cigarette par jour.

2. LIMITEZ VOTRE CONSOMMATION D'ALCOOL

Vous pouvez sauter cette section si vous ne buvez pas d'alcool et n'en avez jamais consommé auparavant. Toutefois, vous pouvez lire les informations sur les effets nocifs de l'alcool sur le corps humain uniquement à titre d'information générale.

Selon une étude de David Nutt, un psychiatre et pharmacologue britannique, l'alcool est la substance la plus nocive pour l'homme. Plus nocive que l'héroïne, la cocaïne, le LSD et d'autres drogues (nous parlerons davantage des drogues dans la prochaine section). Nous allons découvrir comment l'alcool affecte notre corps et pourquoi nous devrions nous inquiéter de notre consommation d'alcool. Mais avant, j'aimerais vous poser une question : Avez-vous déjà réfléchi à la quantité d'alcool que les gens boivent ?

Selon les statistiques du ministère fédéral de la Santé :

"En Allemagne, 6,7 millions de personnes parmi la population âgée de 18 à 64 ans consomment de l'alcool sous une forme risquée pour la santé. Environ 1,6 million de personnes de ce groupe d'âge sont considérées comme dépendantes de l'alcool (ESA 2018). En moyenne, environ dix litres d'alcool pur sont consommés chaque année par habitant".

Une personne sur deux consomme occasionnellement de l'alcool. Si l'on considère les dommages causés à l'individu et à son entourage, l'alcool est la drogue la plus nocive au monde. Cela est principalement dû à la quantité de produit consommé. L'alcool est plus populaire que toute autre drogue. **Nous sommes habitués à l'alcool, et c'est effrayant.**

Lorsque nous considérons l'alcool comme allant de soi, nous oublions que le claquement de langue, la fête et la gueule de bois ne sont pas les seuls effets de l'alcool sur notre corps.

Beaucoup de gens pensent qu'un ou deux verres "pour l'ambiance" ne sont pas un si grand crime contre la santé.

Il est prouvé qu'après les deux premières boissons (verres), l'homme se sent bien et à l'aise, une agréable sensation de chaleur intérieure s'installe immédiatement, l'humeur s'améliore, on a envie de plaisanter et de parler de tout, même avec des personnes que l'on ne connaît pas. Mais il ne faut pas longtemps pour que la bonne humeur soit remplacée par la mauvaise humeur et l'agressivité, que la coordination des mouvements soit affectée et que la parole devienne indistincte au bout de quelques minutes, le tout causé par l'alcool qui, même à petites doses, a des effets néfastes sur le système nerveux.

Sous l'influence de l'alcool, les mouvements volontaires sont affectés, la personne perd le contrôle d'elle-même, perd la maîtrise de soi, la timidité, elle dit et fait des choses qu'elle ne dirait ou ne ferait jamais à jeun.

Les scientifiques du monde entier s'accordent à dire qu'**"une partie du cerveau détruite (même la plus petite) ne peut pas être réparée"**.

La partie endommagée du cerveau est remplacée par une cicatrice (tissu conjonctif) et le vide ainsi créé est comblé par le déplacement de zones cérébrales voisines préservées. Cela signifie qu'aux 14 à 17 milliards de neurones formés dans le cerveau à la naissance, aucun neurone n'est ajouté pendant le reste de la vie. L'intoxication alcoolique est actuellement la principale cause de la mort massive des neurones humains.

La thrombose des vaisseaux sanguins cérébraux, les microcoupures (petites hémorragies) qui l'accompagnent et la perturbation du métabolisme des neurones entraînent la mort d'un grand nombre de cellules dans toutes les parties du cerveau.

L'accumulation de ces dommages, à mesure que l'alcool pénètre de plus en plus dans le corps, entraîne des dysfonctionnements du système nerveux central, voire des modifications organiques. Le cerveau de la personne alcoolique rétrécit et une nouvelle topographie se forme à sa surface.

La mort des neurones suite à des thromboses et des microcoupures dans le cortex cérébral entraîne la perte de certaines informations et une altération de la mémoire à court terme.

L'accumulation normale d'expériences de vie, l'amélioration des compétences professionnelles et du comportement social, ainsi que l'enrichissement des relations entre l'individu et ses proches sont compromis. Les personnes qui boivent plus ou moins systématiquement développent un comportement particulier que les psychologues appellent "**l'automatisme alcoolique**". Il se manifeste par le fait que la personne perd le besoin biologiquement inhérent de chercher constamment quelque chose de nouveau, d'inventer des formes toujours plus parfaites d'activité et de communication avec les autres. Il se contente de répéter jour après jour, année après année, les mêmes actions, pensées et paroles standard.

Dans le cas de l'alcoolisme chronique, les processus qui conduisent à l'altération de la mémoire vont parfois jusqu'à la perte presque totale de la capacité à se souvenir d'événements récents et d'informations que l'on vient de percevoir.

Un buveur systématique peut encore se souvenir de certains concepts et des mots qui les expriment, mais il ne peut pas faire de liens entre eux : Il en résulte une perte de mémoire.

La consommation fréquente de boissons alcoolisées s'accompagne d'un appauvrissement du langage, d'une réduction du vocabulaire actif ; la capacité à travailler avec les mots, à construire des phrases à partir de ceux-ci, devient difficile. Tous ces facteurs entraînent une diminution du niveau de communication et un isolement social de la personne alcoolique elle-même. Les contacts avec les autres deviennent de plus en plus primitifs.

Les termes "interlocuteur" et "compagnon de boisson" se rapprochent au fur et à mesure que la quantité d'alcool augmente et finissent par devenir synonymes. Une communication humaine utile, où les gens échangent sur ce qu'ils ont appris, vu ou inventé, se dégrade en une communication "à trois voies". De nombreux autres troubles de l'activité mentale ont également été constatés sous l'influence de l'alcool : L'acuité de la perception tactile (sens du toucher), l'acuité de l'ouïe, l'activité visuelle et motrice sont réduites.

Il n'existe aucune fonction du cerveau ou du système nerveux en général qui ne soit pas inhibée par l'alcool. Au lieu de répondre au besoin naturel de l'homme de trouver une solution à un problème qu'il rencontre au travail ou dans sa vie privée, le buveur s'en éloigne en obscurcissant son esprit avec de l'alcool. La consommation systématique d'alcool entraîne une dégradation profonde et complète de la personnalité.

L'encéphalopathie est une manifestation extrême des processus qui se produisent dans le cerveau à la suite d'une exposition constante à l'alcool. Il s'agit de lésions cérébrales dues à un manque d'oxygène des cellules cérébrales et à une circulation sanguine perturbée. Plus la consommation d'alcool d'une personne est ancienne, plus il est probable qu'elle développe une encéphalopathie. Le cerveau d'un alcoolique ressemble à un champ de bataille : il est parsemé de zones nécrosées qui ne signifient qu'une chose : une grave lésion cérébrale ; au fur et à mesure que l'alcoolisme progresse, il devient de plus en plus difficile pour la personne concernée d'effectuer des tâches normales, en particulier lorsqu'elle effectue un travail intellectuel. La mémoire, la rationalité, la logique, la vitesse de pensée, la capacité à développer des idées - toutes ces caractéristiques inexplicables d'un cerveau sain s'affaiblissent et disparaissent.

Mais tout cela n'est que théorie.

Comment réduire les effets négatifs de l'alcool ?

Arrêtez de boire. Mais il est peu probable que vous vous décidiez à le faire, du moins au début. Voici donc quelques conseils doux qui vous aideront à réduire les effets de l'alcool sur votre corps :

● Buvez beaucoup d'eau. L'alcool déshydrate le corps. Idéalement, vous devriez boire un litre d'eau supplémentaire, voire deux si vous savez que vous allez boire de l'alcool.

● Mangez . Un estomac plein ralentit l'absorption de l'alcool, ce qui laisse à votre corps le temps de l'éliminer progressivement.

● N'abusez pas des aliments gras. Oui, les graisses forment un film qui empêche l'alcool d'être absorbé par l'estomac, mais trop de nourriture grasse fait plus de mal que de bien.

● Évitez les boissons gazeuses. Le dioxyde de carbone qu'elles contiennent accélère l'absorption de l'alcool.

● Si vous voulez juste de la compagnie et que vous n'avez pas l'intention de vous enivrer, le meilleur choix est de boire une boisson forte par heure. Si vous respectez cette règle, votre corps aura le temps d'évacuer l'alcool.

● D'après mon expérience personnelle, c'est une bonne idée de prendre régulièrement des comprimés de charbon actif lorsque vous buvez de l'alcool. Cela permet d'éliminer plus rapidement les produits de dégradation de l'éthanol et de ne pas s'enivrer trop vite. Je prenais 2 à 3 comprimés toutes les heures ou une heure et demie environ avec beaucoup d'eau. Prendre plus de comprimés n'aggrave pas la situation, mais il n'est pas conseillé d'en prendre moins.

3. LA MARIJUANA ET LES DROGUES

C'est un point assez évident, me semble-t-il, mais je vais tout de même aborder un peu le sujet.

Dans certains cercles, il est courant de classer toutes les drogues en deux groupes : "herbe" et tout le reste. De nombreux fumeurs de marijuana, en particulier les fumeurs réguliers, ne voient aucun mal à cette substance, bien au contraire : ils essaient de sensibiliser les masses au fait que la marijuana est plus sûre que l'alcool, les cigarettes et les autres drogues "dures". En tant qu'ancien fumeur de marijuana, je peux vous dire une chose : ce n'est qu'en partie vrai.

Il est vrai que la marijuana ne provoque presque

jamais de gueule de bois ou d'overdose. Dans le pire des cas, si vous en consommez "trop", vous vomissez et vous vous évanouissez au bout d'un moment. Ce n'est effectivement pas un évanouissement, mais un sommeil fort et long. En règle générale, il n'y a pas de maux de tête le matin, pas de sécheresse de la bouche typique des intoxications à l'éthanol, pas de tête de pierre ni de perte de mémoire. Mais j'ai fait l'amère expérience qu'**une drogue qui n'a pas d'effets nocifs sur le corps à court terme a des conséquences désagréables à long terme. En d'**autres termes, il s'agit d'une détérioration très lente de la santé, qui peut commencer de manière très imperceptible.

J'ai moi-même vécu ce phénomène et il m'a été très difficile de retrouver la forme. En plus de la marijuana, j'avais des pilules de MDMA, de l'amphétamine et des champignons de psilocybine dans mon "régime alimentaire". Elles n'étaient pas régulières, mais seulement une ou (rarement) deux fois par mois, lorsque je me retrouvais dans une pièce avec mes amis - une drogue typique pour un groupe d'amis proches. Elles sont généralement considérées comme douces parce qu'il n'y a pas de dépendance physiologique à leur égard, pas de manque si vous ne prenez pas une dose tous les quelques jours/semaines/mois. La dépendance psychologique n'est cependant pas rare, c'est pourquoi ce sont des drogues.

Et même la drogue occasionnelle, je l'ai abandonnée lorsque j'ai constaté que ma mémoire et ma concentration se détérioraient rapidement. En tant qu'étudiant, il était facile de remarquer des changements dans les fonctions cognitives du cerveau : A un moment donné, j'ai eu beaucoup de mal à assimiler de nouvelles informations et surtout à retenir des formules et des concepts que j'avais déjà appris.

Apprendre cela quelques semaines avant la période d'examen a été une très mauvaise surprise. Conclusion : aucune drogue n'a d'excuse. Même une seule dose a des conséquences. Et le pire, c'est que ces conséquences agissent comme une bombe à retardement : d'abord tout va bien, puis le cerveau est dramatiquement affaibli - et c'est "bien" si ce n'est que le cerveau. Je pense que nous pouvons conclure sur ce point et passer au suivant.

4. LE MOUVEMENT, C'EST LA VIE

L'activité physique est la solution à de nombreux problèmes de santé. Un mode de vie actif n'est pas seulement important pour votre santé physique. Il affecte votre bien-être émotionnel et mental.

L'exercice régulier accélère la circulation sanguine dans le cerveau d'un facteur 2, ce qui a un effet positif sur l'oxygénation des cellules nerveuses. Cela active le

processus de formation des neurones au niveau bio-
chimique et fonctionnel. Les neurones sont le principal
composant de la matière grise, responsable de la perception sensorielle : vision, audition, émotions et mémoire. Un entraînement de 2 à 3 fois par semaine augmente les performances de ces fonctions. La structure
du cerveau change - de nouveaux vaisseaux sanguins
se développent dans le cerveau grâce aux neurones qui
travaillent activement. Cela se produit rapidement, après le premier entraînement.

Le sport aide à lutter contre la dépression, le stress
et la mauvaise humeur. Pratiquez une activité physique
avec plaisir, sans vous forcer. Les vitamines et minéraux pour sportifs sont également utiles, car ils augmentent non seulement les performances sportives,
mais améliorent également les fonctions cognitives du
cerveau.

Types d'activité physique pour le cerveau
Le sport et le fonctionnement du cerveau sont étroitement liés. L'activité physique améliore la mémoire et
les performances. Plus l'activité est intense, plus le flux
sanguin dans les artères cérébrales internes et externes
s'améliore. L'artère interne alimente le cerveau en sang
; l'artère externe alimente les membranes crâniennes,
les muscles faciaux et la langue.

types d'exercice qui ont un effet positif sur le fonctionnement du cerveau :

- Course à pied
- Randonnée
- Yoga
- Natation
- Faire du vélo

Si l'objectif est d'améliorer les capacités intellectuelles et la mémoire associative et de devenir plus calme et réfléchi, vous devriez envisager une combinaison d'exercices aérobiques et de musculation. La musculation stimule la production d'hormones de croissance dans le foie, qui affectent l'activité neuronale et améliorent les fonctions exécutives du cerveau. La combinaison de la musculation et de l'endurance permet de réduire le risque de démence sénile ultérieure. Ajoutez 1 à 2 séances de musculation par semaine.

Course à pied et randonnée

La marche et la randonnée améliorent l'humeur, aident à lutter contre la tristesse et assurent la clarté mentale. La différence entre la marche et la course est minime. La pression sur le pied est plus forte lors de la course, mais la marche génère également des ondes de pression dans le corps, ce qui améliore la circulation sanguine. Contrairement à la marche, le cyclisme n'exerce pas de pression sur le pied.

Yoga et natation

La natation apaise, guérit les névroses et régule les processus d'excitation et d'inhibition du SNC (système nerveux central). C'est l'un des meilleurs outils pour le développement des capacités intellectuelles des jeunes enfants.

Le yoga améliore la structure cérébrale responsable de la prise de décision, de la planification et du contrôle multitâche. Ce n'est pas un entraînement aérobique, mais il a tous les avantages d'un entraînement cardio.

5. ALIMENTATION.

L'alimentation influence le fonctionnement du cerveau. Ce fait a été prouvé et exposé. Il suffit de l'écouter et de le mettre en pratique pour conserver une clarté mentale pendant des années.

Lisa Mosconi, docteur en neurosciences, médecin nucléaire et chercheuse sur la maladie d'Alzheimer, a écrit le livre *Brain Food : The Surprising Science of Eating for Cognitive Power* (Alimentation du cerveau : la science surprenante de l'alimentation pour la puissance cognitive), dans lequel elle examine les effets de l'alimentation sur le fonctionnement du cerveau, la santé et la longévité. De nombreuses données intéressantes et l'engagement de l'auteur sur le sujet vous amènent à reconsidérer le contenu de votre propre réfrigérateur.

L'espérance de vie des personnes a considérablement augmenté au cours des 200 dernières années. Bien sûr, l'état de la médecine, les nouveaux médicaments et l'amélioration générale du bien-être y ont contribué. Dans les pays d'Europe et d'Amérique du Nord, les gens se sont mieux nourris. Mais ce succès indéniable de l'humanité a aussi son revers. La qualité des aliments a rapidement diminué et parmi eux sont apparus ceux qui sont plus nocifs qu'utiles. Je vais vous dire comment déterminer l'alimentation optimale pour les besoins de votre propre cerveau, afin d'augmenter les capacités cognitives par la nourriture, en me basant sur les travaux de Mosconi.

Aliment de base pour améliorer la fonction cérébrale :

1. Eau

Le cerveau est composé de près de 80 % d'eau. C'est plus que le reste du corps. Pour fonctionner efficacement, les cellules cérébrales ont besoin d'un équilibre entre l'eau et d'autres éléments - des minéraux et des sels. "Ces électrolytes (minéraux et sels qui retiennent l'eau, comme les chlorures, les fluorures, le magnésium, le potassium et le sodium) pénètrent dans notre cerveau à chaque gorgée de ce liquide curatif.

De plus, l'eau est essentielle à la production d'énergie, car elle contient de l'oxygène, indispensable aux cellules pour respirer et brûler les sucres (production d'énergie)", écrit Mosconi. Il est prouvé qu'une diminution de l'eau de seulement 3 à 4 % affecte immédiatement l'équilibre hydrique du cerveau et provoque une série de problèmes tels que la fatigue, la confusion mentale, la baisse du niveau d'énergie, les troubles de la mémoire, les maux de tête et les sautes d'humeur.

La chercheuse recommande donc de faire attention à la quantité d'eau que l'on boit par jour. La norme dépend de la quantité d'exercice physique ou du climat. Mais 8 tasses, soit près de 2 litres d'eau, constituent la quantité optimale de liquide pour un citadin moyen.

Si, pour une raison ou une autre, vous avez du mal à boire 2 litres d'eau par jour, n'oubliez pas que nous pouvons couvrir jusqu'à 20 % de nos besoins en liquide avec des fruits, des baies et des légumes. Parmi les légumes, le concombre et la laitue, composés à 96 % d'eau, sont les aliments les plus records pour le cerveau. Les courgettes, les radis et le céleri améliorent le fonctionnement du cerveau, suivis par les tomates, les aubergines, les brocolis, les poivrons et les épinards.

De tous les fruits et baies, c'est la pastèque qui contient le plus d'eau (93 %), suivie par les fraises, le pamplemousse et le cantaloup (une sous-espèce du melon). Comparé à la banane, ses 74 % semblent plutôt modestes. Si l'on ajoute à cela les vitamines, les minéraux et les antioxydants contenus dans les aliments susmentionnés, on obtient un avantage certain.

2. Acides gras polyinsaturés

11 % de la masse cérébrale est constituée de graisse cérébrale - une composition particulière et pas du tout ce que nous pensons qu'elle est. Ce qui est remarquable, c'est que les différents types de graisses sont produits par le cerveau lui-même et ne proviennent pas de l'alimentation. Ce n'est pas le cas des oméga-3 et des oméga-6, que l'on trouve dans le poisson, les œufs ou les noix. Les acides gras polyinsaturés se trouvent dans les membranes des cellules cérébrales. Il est conçu pour capturer ces graisses par un accès spécial dans la barrière hémato-encéphalique. Par conséquent, de nombreux AGPI circulent en permanence dans le cerveau, pour autant que nous en consommions.

Ces acides gras sont si essentiels que, dès qu'ils arrivent au cerveau, ils sont immédiatement utilisés, notamment pour former des graisses importantes et complexes - phospholipides et sphingolipides. Les aci-

des gras oméga-3 et oméga-6 ont des fonctions différentes et sont donc équivalents pour le fonctionnement
du cerveau. Les meilleures sources d'oméga-3 sont

- Huile de graines de lin
- Graines de chia
- Pois gris séchés
- caviar noir et œufs de saumon
- Hareng
- Maquereau

Les oméga-6 peuvent être obtenus à partir de

- Huile de tournesol
- Huile de pépins de raisin
- Huile de noix
- Huile de sésame
- Jaune d'œuf de poule
- Avocat
- Viande de poulet

3. Protéines

Les protéines sont le troisième nutriment le plus important pour la santé du cerveau. Les protéines sont
des molécules complexes qui effectuent une partie du
travail dans nos cellules. Elles sont également nécessaires à la structure, à l'activité et à la régulation des
réseaux cérébraux. Les protéines sont constituées de

particules plus petites, les acides aminés, qui sont reliées entre elles en chaînes longues ou courtes.

Le nombre et l'ordre des acides aminés qui composent les protéines déterminent la forme spécifique et les propriétés des protéines. Les acides aminés sont indispensables à tous les processus du corps et du cerveau, du maintien de la santé des tissus au déclenchement de diverses réactions chimiques en passant par la production d'hormones. Les acides aminés sont impliqués dans la transmission des informations, ils font partie des substances qui déclenchent les impulsions qui nous permettent de nous réveiller chaque matin, de nous concentrer, etc.

Pour que toutes ces fonctions cognitives ne se dérèglent pas, votre cerveau a besoin d'une portion de protéines chaque jour. Votre cerveau est aidé à fonctionner sans heurts :

- Graines de chia
- Fromage
- Crevettes
- Pois chiches, haricots rouges
- Lait entier
- Prunes
- yaourt naturel

4. Glucose

L'activité cérébrale doit être constamment "rechargée"

en impulsions électriques. Les neurones les utilisent pour créer des neurotransmetteurs et communiquer entre eux. Ce processus nécessite beaucoup d'énergie, qui est obtenue à partir du glucose. Nous l'obtenons par l'alimentation. "En termes de nutrition neuronale, les glucides comme le glucose ne sont définitivement pas notre ennemi, car ils sont essentiels au bon fonctionnement du cerveau et à l'activité cognitive.

Le cerveau humain est tellement dépendant du glucose qu'il a même développé un mécanisme pour convertir d'autres sucres en glucose. Le fructose, par exemple, le sucre présent dans la plupart des fruits et dans le miel, et le lactose (sucre du lait) présent dans le lait et les produits laitiers peuvent se transformer en glucose si le corps en manque", explique l'auteur.

Mais quand il s'agit de glucose, cela ne signifie pas qu'il est temps de courir au magasin pour acheter des gâteaux. Nos cerveaux sont très intelligents et font des réserves. Lorsqu'il reçoit exactement la bonne quantité de glucose, il ferme les portes et le glucose "s'accumule" alors dans d'autres parties du corps, ce dont nous ne sommes souvent pas heureux. Les meilleures sources naturelles de glucose sont

- Oignons de printemps
- Rutabaga
- Abricots

- Kiwi
- Raisins
- Betteraves
- Miel

De plus

- Incluez des acides gras polyinsaturés oméga-3 dans votre alimentation. Évitez les graisses saturées, trans et hydrogénées, car elles nuisent à votre clarté mentale.
- Consommez des vitamines et des minéraux tels que la vitamine C, la vitamine E, la vitamine B, le magnésium et le zinc. Ils jouent un rôle clé dans la production d'énergie, la protection des cellules et la santé générale des organes. Ils participent au système nerveux et au système immunitaire.
- Certains acides aminés, comme la taurine et la tyrosine, jouent un rôle important dans la transmission de l'influx nerveux. Ils peuvent être utilisés extrêmement rapidement en cas de stress, de fatigue, de manque de sommeil, d'épuisement ou d'une alimentation non optimale.
- Essayez des extraits et des infusions de plantes comme le bacopa, la rhodiola rosea, l'extrait de feuille de ginkgo biloba et la serpentine barana. Ils vont restaurer le système nerveux et protéger le corps contre la neurodégénérescence. Ils vous aideront à vous sentir

plus intelligent en optimisant le processus de neuro-transmission.

6. CLARTÉ DE L'ESPRIT PAR LA MÉDITATION.

Bien que le stress soit une réaction tout à fait naturelle aux stimuli, le stress chronique peut devenir un état auto-entretenu appelé trouble anxieux.

L'évolution d'un stress chronique vers un trouble anxieux et sa durée sont influencées par : L'environnement, le mode de vie, les compétences, les croyances, les habitudes (y compris la pensée) et la mentalité en général. Le stress est une chose naturelle et une personne en bonne santé n'a pas besoin de le reconnaître. C'est pourquoi de nombreuses personnes ne se rendent pas compte que le stress occasionnel se transforme en stress chronique puis en trouble anxieux ; elles ne font donc rien pour y remédier et ne cherchent pas d'aide. Les professionnels de la santé estiment que le nombre de personnes souffrant d'un trouble anxieux et n'ayant jamais consulté de médecin est nettement plus élevé que le nombre de personnes qui consultent pour ce problème. Pour lutter contre le stress excessif, le plus important est de savoir.

Cependant, pour certaines personnes, ce sujet est un "joker" et n'est pas du tout important. Pourtant, le stress est à l'origine de nombreuses maladies, dont les maladies cardiaques, les troubles gastro-intestinaux fonctionnels, les maladies respiratoires et l'immuno-déficience chronique. En outre, un stress prolongé et/ou intense peut provoquer et/ou catalyser des troubles névrotiques tels que la dépression, les troubles du sommeil, les troubles paniques, les troubles d'anxiété sociale, les troubles obsessionnels compulsifs, les phobies et l'état de stress post-traumatique. Dans ce chapitre, nous allons donc porter un double coup au stress.

Nous commençons par la tension physique. Le fait est que nos émotions, nos pensées, nos impulsions et nos muscles sont très étroitement liés. Par exemple, l'impulsion de "se lever" peut déclencher une tension dans les jambes et un autre processus de pensée, par exemple "est-ce que je vais déranger les spectateurs derrière moi si je me lève" s'il s'agit d'un cinéma, ce qui peut à son tour déclencher un sentiment de "culpabilité" ou de peur. Les bons souvenirs (pensées) peuvent déclencher l'émotion de plaisir, qui crée l'impulsion de faire revenir ces sentiments et la tension dans le corps (ce qui devrait vous aider à réaliser vos désirs, c'est-à-dire à les mettre en pratique).

Peu de gens savent que le coup le plus fort contre un état de stress ou d'anxiété est le travail corporel. Cela a l'effet le plus rapide et vous permet de travailler beaucoup plus efficacement et facilement sur les aspects psychologiques et les causes du stress. Aujourd'hui, je vous propose un complexe en deux parties qui mettra votre corps dans un état de bonheur et de relaxation totale.

Soulagement de la tension de surface

La première étape est la relaxation musculaire progressive de Jacobson (Jacobson). Vous devez consulter votre médecin avant d'utiliser cette technique, et vous pouvez également omettre certains groupes de muscles si vous ressentez des douleurs, ou omettre complètement cette étape.

La méthode consiste à contracter alternativement ou simultanément des groupes de muscles du corps et à alterner avec la relaxation. Il existe de nombreuses variantes de cette méthode, trouvez celle qui vous convient sur YouTube ou Google. Je vous recommande simplement de "scanner" chaque groupe de muscles dans l'ordre inverse après chaque séance, de vous arrêter quelques secondes et de ressentir la relaxation afin d'augmenter les effets.

Cette méthode soulage les tensions excessives, mais n'est pas en mesure de vous plonger dans un état de relaxation profonde et d'agir sur les muscles lisses (que nous ne contrôlons pas consciemment).

Détente profonde

La deuxième technique pour réduire le stress est donc les techniques de relaxation profonde. Un peu plus tard, je vous dirai qu'il n'est pas du tout nécessaire d'utiliser de telles méthodes dans ce complexe, mais je vais vous donner une traduction de la technique de méditation de visualisation créative qui s'est révélée très efficace pour moi : trouvez un endroit calme et, si nécessaire, demandez à ne pas être dérangé jusqu'à ce que vous ayez terminé, mettez votre téléphone en mode silencieux. Installez-vous confortablement, veillez à ne pas être dérangé, desserrez vos vêtements serrés si nécessaire.

Vous pouvez vous asseoir ou vous allonger sur un lit, une chaise, le sol ou même dans une voiture - où vous vous sentez à l'aise. Le but de cette méditation est de détendre complètement le corps et l'esprit tout en restant éveillé.

Si vous constatez que vous vous endormez en faisant cette méditation en position couchée, il est préférable de la faire en position assise, à moins que vous ne vouliez vous endormir avec.

Installez-vous confortablement : vous devrez rester dans cette position pendant 20 à 30 minutes. Fermez ensuite les yeux et inspirez et expirez lentement, profondément et de manière détendue à plusieurs reprises, en essayant de détendre tout votre corps.

Continuez à respirer profondément et à visualiser le chiffre 1. La visualisation d'un objet neutre permet à votre esprit de se concentrer sur quelque chose qui ne stimule pas votre corps et votre esprit. Continuez à visualiser (imaginer) le chiffre 1 tout en respirant profondément pendant environ une minute.

Visualisez le chiffre 2 pendant environ une minute et laissez votre respiration devenir progressivement plus naturelle. En vous détendant, vous constaterez que votre respiration devient plus inconsciente et quasi automatique.

Visualisez le chiffre 3 en laissant votre respiration devenir de plus en plus naturelle, pendant environ une minute.

Visualisez le chiffre 4 et permettez à votre respiration de devenir de plus en plus naturelle, pendant environ une minute.

Visualisez le chiffre 5 pendant environ une minute.

Visualisez le chiffre 6 pendant environ une minute.

Visualisez le chiffre 7 pendant environ une minute.

Laissez votre respiration s'écouler aussi naturellement que possible. Si vous avez toujours l'impression que votre corps et votre esprit sont actifs et tendus,

vous pouvez continuer à respirer profondément jusqu'à ce que vous vous sentiez plus calme.

Pendant que vous apprenez cette technique, vous
aurez peut-être du mal à calmer votre corps et votre
esprit, mais ce n'est pas grave. Par conséquent, vous
devrez peut-être respirer profondément plus longtemps au début. Cependant, avec la pratique, lorsque
votre corps se détend, votre respiration devient plus facile et automatique.

Vous observerez probablement un dialogue intéri-
eur pendant que vous méditez. C'est normal et lié au
fait que l'activité électrique du cerveau augmente lorsque vous êtes stressé et nerveux. Si vos pensées vont et
viennent, n'essayez pas de vous en débarrasser ou de
les faire taire. Laissez-les simplement émerger et met-
tez-les de côté pour plus tard. Détendez votre corps autant que possible. Une façon de le faire est de le sentir
s'alourdir et s'assouplir. Détendez vos muscles à
chaque expiration. Si votre esprit est encore actif, vous
pouvez essayer d'imaginer un paysage agréable, de
vous souvenir d'un souvenir agréable ou relaxant, par
exemple d'une plage tranquille, d'un beau lac ou d'une
rivière.

Restez dans cet état de relaxation pendant environ
5 minutes. Permettez-vous d'être aussi détendu et
calme que possible pendant ce temps. Ensuite, visualisez le chiffre 7 pendant environ une minute, puis le

chiffre 6 pendant environ une minute, et ainsi de suite jusqu'à 1.

Lorsque vous avez terminé la méditation, bougez lentement vos doigts et d'autres parties de votre corps. Ne vous levez pas brusquement. Si vous avez médité allongé jusqu'à présent, je vous recommande de rester allongé sur le côté pendant un moment. Ouvrez lentement les yeux et continuez à bouger. Lorsque vous vous levez, vous pouvez vous sentir légèrement étourdi. Ne vous inquiétez pas : votre corps aura besoin d'un certain temps pour revenir à la normale après la période de repos.

Alors qu'une personne en bonne santé peut trouver ce complexe utile dans une situation de stress ponctuelle, il ne sera utile à une personne chroniquement stressée ou anxieuse que si vous le pratiquez régulièrement, car il a un effet cumulatif. Je recommande de le faire deux fois par jour. Le plus judicieux est de le faire l'après-midi et le soir quelques heures avant de se coucher.

Que faire si cela ne fonctionne pas pour moi ?

Ces deux pratiques ont ensemble un effet très puissant, mais elles ne doivent pas nécessairement être utilisées. Au lieu de la relaxation musculaire progressive, vous pouvez utiliser un entraînement de 7 minutes pour tout le corps ou un court programme de yoga qui vous permettra d'évacuer la tension superficielle. Ensuite, dans un deuxième temps, vous pouvez utiliser n'importe quelle technique de relaxation profonde. Il peut s'agir de training autogène, de yoga nidra ou d'une simple méditation body-scan.

7. UN TIERS DE LA VIE.

Préparez-vous à l'avance. Il s'agit du paragraphe le plus long de ce chapitre, mais à mon avis, c'est le plus important, c'est pourquoi j'ai décidé d'exposer tous les détails du processus. Nous aborderons les concepts de base et, à la fin de cette section, vous connaîtrez des conseils pratiques sur la manière de modifier votre sommeil pour le rendre meilleur.

Le sommeil occupe donc un tiers de notre vie. Si vous vivez jusqu'à 90 ans, vous dormirez pendant 30 ans. C'est beaucoup, n'est-ce pas ? Cette condition a été étudiée par de nombreux scientifiques dans le monde entier (neuroscientifiques, psychologues, anthropologues, sociologues).

Qu'est-ce que dormir ?
Le sommeil est un état de conscience particulier et un processus physiologique naturel qui se caractérise par une réduction de la réaction à l'environnement et une activité cérébrale spécifique.

La structure du sommeil humain comprend deux phases : le sommeil lent (Non-REM) et le sommeil rapide (REM ou REM - "rapid eye movement").

Sommeil lent

Elle se produit immédiatement après l'endormissement. Elle se compose de quatre phases. La durée totale de la phase non-REM est d'environ 90 minutes. La respiration est calme et régulière, la pression artérielle est abaissée, les yeux font d'abord des mouvements lents puis restent immobiles, le cerveau est inactif et le corps se détend. Vous vous reposez pour retrouver vos forces physiques.

Sommeil rapide

Il s'ensuit un sommeil lent qui dure de 10 à 20 minutes. La température et la pression artérielle augmentent et le cœur bat plus fréquemment. Le corps est immobile, à l'exception des muscles responsables des battements du cœur et de la respiration. Sous les paupières fermées, les globes oculaires font des mouvements rapides. Le cerveau fonctionne activement. Vous rêvez.

Les phases non-REM et REM se succèdent. Tout d'abord, vous entrez dans un rêve lent et passez par toutes les phases. Cela dure environ 90 minutes. Puis vient la phase de sommeil paradoxal. La première fois, elle est courte, pas plus de 5 minutes. Ce cycle est appelé cycle de sommeil. Les cycles se répètent. La proportion de sommeil lent diminue et la durée du sommeil rapide augmente (jusqu'à 1 heure). Une personne en bonne santé passe normalement par cinq cycles de sommeil à la fois.

L'importance du sommeil

Une bonne nuit de sommeil est essentielle pour la santé. Pendant le sommeil, des hormones importantes sont produites, les tissus sont régénérés et les forces physiques sont régénérées. Le cerveau n'est pas non plus inactif : Certaines zones sont même plus actives qu'à l'état de veille.

Avez-vous déjà remarqué que certaines tâches vous semblent trop compliquées lorsque vous essayez de dormir, mais que dès que vous dormez suffisamment, la solution vient d'elle-même ? Le fait est que pendant le sommeil, il se produit un effacement sélectif de la mémoire. Le cerveau analyse les informations reçues au cours de la journée : Les informations inutiles sont envoyées à la "corbeille" et les informations importantes de la mémoire à court terme sont "archivées" à long terme. C'est ainsi que se forment nos souvenirs. La perception, la concentration et la capacité d'apprentissage s'améliorent.

Le manque de sommeil affecte le fonctionnement de certaines parties du cerveau. Par exemple, les processus neuronaux du lobe pariétal sont inhibés, ce qui peut entraîner des problèmes de vitesse de réaction. Lorsque le cortex préfrontal est ralenti, il est difficile de formuler des pensées et des problèmes de vision peuvent survenir. La fatigue du cerveau a toute une série de conséquences négatives.

Les conséquences du manque de sommeil

● Détérioration des fonctions cognitives (mémoire, attention, raisonnement), de la coordination, du langage, de l'orientation, du contrôle et autres. Cela entraîne souvent des accidents sur le lieu de travail et sur la route. Selon les statistiques, un accident sur cinq est causé par un conducteur qui s'endort au volant.

● La vulnérabilité par l'immunité. Des études montrent que le manque de sommeil multiplie par trois le risque de tomber malade. Pendant le sommeil, le système immunitaire synthétise des protéines cytokines. Plus il y a d'infections, plus il en faut. Mais si vous ne dormez pas assez, vous n'avez pas le temps de produire des cytokines. Ce n'est pas pour rien que l'on dit que le sommeil guérit.

● la suralimentation et l'obésité. Le manque de sommeil stimule la production de ghréline, l'hormone de la faim. Cela a pour conséquence que vous mangez trop. Le cerveau fatigué réclame une nourriture plus abondante et plus savoureuse.

● Baisse de la productivité. Quand on veut dormir, on fait tout lentement et mal. Ce qui prend normalement une heure peut en prendre deux, trois ou plus. Et il n'y a aucune garantie que vous n'aurez pas à le refaire. L'efficacité du temps volé par le sommeil tend vers zéro.

● Diminution de la motivation. Le manque de sommeil permanent détruit la motivation comme l'eau souterraine détruit les fondations. Chaque jour, l'envie de se concentrer sur ses objectifs s'amenuise.

● Mauvaises habitudes et mauvaise humeur. Le manque de sommeil est un sérieux obstacle au développement de bonnes habitudes. En revanche, c'est un excellent catalyseur de mauvaises habitudes : Quand on ne dort pas assez, on cherche des stimulants externes (nicotine, caféine, etc.). Une personne qui manque de sommeil est irritable et en colère contre le monde.

● Une mauvaise mine. Le manque de sommeil se traduit littéralement par l'apparition de taches bleues et de poches sous les yeux sur le visage. Un manque de sommeil prolongé entraîne un vieillissement prématuré de la peau.

Pour compliquer encore les choses, les personnes concernées ne se rendent souvent pas compte du déclin de leurs capacités mentales et physiques ou refusent de l'admettre : "Le sommeil, c'est pour les mauviettes ! Je vais bien !"

Le manque de sommeil à long terme peut entraîner de graves problèmes de santé : risque de maladies cardiovasculaires et de diabète. Cependant, certaines personnes considèrent le sommeil comme une perte de temps et le réduisent délibérément au minimum.

Sommeil polyphasique

Le temps est la ressource la plus précieuse et, malheureusement, la plus irremplaçable. Le gaspiller en dormant est un crime. C'est la philosophie des partisans du sommeil polyphasique.

Le sommeil polyphasique est un modèle de sommeil dans lequel le temps de sommeil est divisé en plusieurs périodes courtes au lieu d'une longue période de repos une fois par nuit. La durée totale du sommeil est considérablement réduite, tandis que la durée d'éveil est portée à 20-22 heures. Les formes de base du sommeil polyphasique :

● Dymaxion - quatre fois 30 minutes toutes les 6 heures. Total - 2 heures.

● Uberman - six fois 20 minutes toutes les 4 heures. Total - 2 heures.

● Tout le monde - 1,5 à 3 heures la nuit et trois fois 20 minutes par jour. Au total - 2,5 à 4 heures.

● Tesla - 2 heures la nuit et 20 minutes le jour. Total - 2 heures et 20 minutes.

La durée du sommeil est réduite en sautant les phases non-REM. Selon les partisans du modèle de sommeil polyphasique, la charge énergétique principale a lieu pendant le sommeil paradoxal, ce qui signifie que vous devez plonger directement dans le sommeil paradoxal sans perdre de temps avec le sommeil lent.

Cela demande bien sûr de la pratique. Si vous ne savez pas comment vous endormir rapidement et que vous n'aimez pas dormir pendant la journée, ce sera difficile, mais petit à petit, votre corps s'y habituera et votre cerveau s'y adaptera. Le sommeil polyphasique a été pratiqué par de nombreuses personnes célèbres : Leonardo da Vinci, Salvador Dalí, Nikola Tesla et Bucky Fuller. Parmi nos contemporains, on trouve la présidente de Yahoo Marissa Mayer, l'homme d'affaires et milliardaire Donald Trump, le basketteur Kobe Bryant et d'autres. Les adeptes du sommeil polyphasique affirment qu'ils se sentent en pleine forme : Non seulement ils dorment suffisamment, mais ils sont également pleins d'énergie physique et créative.

Cependant, certains détracteurs du sommeil polyphasique affirment que ce type de sommeil entraînera tôt ou tard des problèmes cardio-vasculaires. Les opposants au sommeil polyphasique estiment qu'il ne faut pas forcer son corps, mais plutôt écouter son horloge biologique.

Sommeil et rythmes circadiens

Dans l'Antiquité, les gens vivaient selon les lois de la nature - tout dépendait de l'alternance des heures du jour. Il n'y avait que deux "lumières" : le soleil le jour et la lune la nuit. Celles-ci façonnaient le rythme circadien de l'homme.

Rythmes circadiens

Il s'agit de l'horloge interne du corps, qui détermine l'intensité de différents processus biologiques (thermorégulation, digestion, production d'hormones, etc.).

La périodicité circadienne du sommeil et de l'éveil dépend de la lumière. Les récepteurs visuels réagissent aux conditions lumineuses et envoient des signaux au noyau suprachiasmatique du cerveau. Cela déclenche la production de deux hormones importantes responsables du sommeil et de l'éveil : La mélatonine et le cortisol.

La mélatonine est une hormone du sommeil. Elle est produite par la glande pinéale lorsque la nuit tombe. Elle fait baisser la pression artérielle et la température, apaise le corps et lui donne l'ordre "Il est temps de dormir !" Le matin, la synthèse de la mélatonine s'arrête. Plus il y a de lumière, plus le cortisol est libéré dans la circulation sanguine. Cette hormone nous réveille, nous donne de l'élan et de l'énergie pour la nouvelle journée.

Elle détermine le rythme circadien de 24 heures du sommeil et de l'éveil : Lorsque la nuit tombe, la mélatonine nous permet de nous reposer, et lorsque le soleil se lève, le cortisol nous réveille. Mais combien de temps devons-nous dormir pour être en bonne santé et positif ? Par exemple, les nuits sont plus courtes en été qu'en hiver, et la lumière artificielle nous permet de nous adapter aux horaires de la nature.

De combien de sommeil a-t-on besoin ?

La grande majorité des études ont prouvé qu'un adulte en bonne santé a besoin de 8 heures de sommeil. Cela résulte de la nature même du sommeil. Rappelez-vous que dans des conditions normales, nous effectuons cinq cycles de sommeil d'environ 100 minutes chacun : Si l'on multiplie 100 par 5 et que l'on divise par 60, cela donne environ 8 heures. La durée du sommeil dépend de l'âge. Plus une personne est jeune, plus elle a besoin de sommeil. La National Sleep Foundation, une organisation américaine à but non lucratif qui a 25 ans d'expérience dans ce domaine, donne les conseils suivants :

- De 0 à 3 mois - 14-17 heures ;
- De 4 à 11 mois - 12-15 heures ;
- 1 à 2 ans - 11 à 14 heures ;
- 3 à 5 ans - 10 à 13 heures ;
- 6 à 15 ans - 9 à 11 heures ;
- 14 à 17 ans - 8 à 10 heures ;
- 18 à 64 ans - 7 à 9 heures ;
- 65 et plus - 7-8 heures.

La durée du sommeil a une influence directe sur l'activité physique et mentale. Est-il possible de devenir le meilleur dans ce que l'on fait en dormant autant que l'ont fait d'éminents scientifiques, écrivains et hommes politiques ? Il n'y a pas de réponse claire à cette question.

Einstein et Schopenhauer dormaient 10 à 12 heures par nuit. Honoré de Balzac, Léon Tolstoï et Charles Darwin dormaient chacun 8 heures. Sigmund Freud et Vladimir Nabokov dormaient 6 heures par nuit. Mozart et Margaret Thatcher se reposaient un peu moins (5 heures chacun), Napoléon Bonaparte et Voltaire (4 heures chacun). Thomas Edison et Nikola Tesla, qui pratiquaient le sommeil polyphasique, détenaient le record d'éveil. Il n'existe pas de recette universelle. La durée du sommeil est comme la taille des chaussures. Huit heures conviennent à la plupart des gens, mais c'est trop peu pour certains et trop pour d'autres. Vous pouvez faire des expériences pour savoir de combien de sommeil vous avez besoin.

Le test "Dormez-vous suffisamment ?

Répondez à trois questions :

● Avez-vous besoin d'un réveil pour vous réveiller ?

● Buvez-vous du café ou des boissons énergisantes pour rester éveillé pendant la journée ?

● Vous endormez-vous dans les cinq premières minutes ?

Une réponse positive aux deux premières questions et une réponse négative à la dernière question indiquent que vous devez augmenter votre temps de sommeil.

Alouettes vs. hiboux

Les rythmes circadiens influencent également l'état mental des personnes. En fonction des pics d'activité mentale, les personnes sont classées en deux chrono-types : Les personnes du matin (alouettes) et les personnes du soir (hiboux).

Alouette

Vous vous levez tôt et vous vous couchez tôt. Réveillez-vous vers 5-8 heures du matin. Éteindre les lumières à 22 heures au plus tard. C'est avant midi qu'ils sont les plus productifs et les plus efficaces. L'après-midi, ils ne sont pas en mesure d'accomplir des tâches efficacement. Le soir, ils sont complètement épuisés.

Hiboux

Vous vous levez tard et vous vous couchez tard. Réveil à 9 heures et plus tard. L'heure du coucher est généralement après minuit. La productivité atteint son apogée dans l'après-midi et le soir. Les réveils matinaux sont gênants. Cette classification a été inventée en Occident dans les années 1970. Depuis, le débat se poursuit : les alouettes des champs sont-elles meilleures que les hiboux ?

Les alouettes sont associées au travail acharné et au succès. Qui se lève tôt... le monde est fait pour ceux qui se lèvent tôt. Les administrations, les cliniques, les magasins, les organisations - si vous voulez être à l'heure partout, levez-vous tôt. Mais selon des études scientifiques et des exemples vécus, les hiboux ne sont pas moins efficaces et prospères.

Un courtier en bourse ou un informaticien indépendant, par exemple, ne se soucie pas tellement des horaires de travail habituels : Ils ont les leurs. Parfois, le débat est ridicule : les hiboux seraient plus sociables et romantiques, tandis que les alouettes seraient plus responsables et amicales. En effet, ces caractéristiques subjectives ne dépendent pas du chronotype, mais du caractère de l'individu. De plus, il existe des schémas de sommeil qu'il est difficile de classer comme alouettes ou hiboux.

Sommeil biphasique

La théorie du sommeil biphasique ou segmenté a été développée par Roger Ekirch, historien et enseignant au Virginia Polytechnic Institute. Le résultat de 16 années de recherche est son livre *When Day Ends : Sleep in Ages Gone By*. Ekirch a étudié des centaines de documents historiques et est arrivé à la conclusion suivante :

Jusqu'au XIXe siècle, lorsque la lumière artificielle est entrée dans les maisons, les gens passaient jusqu'à 14 heures par jour dans l'obscurité. Les soirées d'hiver étaient particulièrement longues et fatigantes. L'un des mécanismes de protection était ce que l'on appelle le sommeil biphasique.

Les gens allaient se coucher presque immédiatement après le coucher du soleil. Ils dormaient environ quatre heures, puis se réveillaient et restaient éveillés encore quelques heures. Que faisaient-ils ? Différentes choses : les aristocrates et les intellectuels qui pouvaient se payer des bougies lisaient ou priaient. Au XVe siècle, il existait même des prières spéciales pour les veillées. Plus souvent, cependant, ils créaient quelque chose parce qu'ils avaient une sorte d'illumination. Les gens les plus simples et les plus pauvres, les ouvriers et les paysans, s'adonnaient aux plaisirs de la chair. E-kirch explique ainsi le taux de natalité élevé dans ces groupes sociaux. Après l'activité de minuit, ils retournaient se coucher et dormaient jusqu'au premier chant du coq.

Des expériences modernes ont montré que le sommeil biphasique peut effectivement augmenter la créativité. Le fait est que les gens se réveillent immédiatement après le sommeil paradoxal, lorsque l'activité électrique du cerveau est similaire à l'état de veille. Votre mémoire est débarrassée des informations superflues, votre esprit est bien éveillé, votre attention est claire et vous êtes plein d'énergie créative. Le sommeil biphasique est pratiqué par certaines tribus depuis l'Antiquité et devient de plus en plus populaire dans la culture populaire. C'est un argument supplémentaire en faveur de l'affirmation selon laquelle nous pouvons changer notre propre chronotype.

C'est un argument supplémentaire en faveur de l'affirmation selon laquelle nous pouvons changer notre propre chronotype. Un hibou peut devenir une alouette et inversement.

Comment se réveiller tôt ?

Levez-vous à 5 heures du matin ! Pouvez-vous imaginer à quel point il serait difficile de lever la tête de l'oreiller et à quel point cela serait pénible pendant la journée ? Cependant, ce n'est le cas que si le rythme de sommeil est perturbé. Se lever tôt ne signifie pas dormir moins. Se lever tôt signifie suivre une routine. Par exemple, si vous êtes censé vous lever à 6 heures, vous devez vous coucher au plus tard à 22 heures.

Pourquoi voulez-vous vous lever tôt ? Trouvez votre motivation. Le mot 'devoir' ne fonctionne pas. Si vous vous contentez de vous forcer, votre régime sera inévitablement perturbé. Vous rêvez peut-être de perdre du poids et d'améliorer votre santé ? Faites du jogging le matin ou inscrivez-vous à la piscine. Beaucoup d'entre elles ouvrent tôt pour permettre aux gens de nager avant d'aller travailler. Pas assez de temps pour vous développer ? Les premières heures de la matinée sont idéales pour cela. Tout le monde dort encore, personne ne vous empêchera d'écrire un article sur votre blog, de lire votre livre préféré, de peindre ou, disons, de prendre un bain plus long.

Les bons rituels du matin

● 1ère minute : ouvrez les yeux, pensez aux personnes que vous aimez et souriez.

● 2ème minute : prenez quelques respirations profondes pour oxygéner votre corps, étirez-vous doucement.

● 3ème minute : Massez légèrement l'arrière de la tête, les tempes, les sourcils et les lobes des oreilles en frottant une paume contre l'autre pour améliorer la circulation sanguine.

● 4e minute : asseyez-vous lentement et buvez le verre d'eau que vous avez mis de côté hier soir - cela aide à rétablir l'équilibre hydrique et à stimuler le métabolisme.

● 5e minute : levez-vous, ouvrez les rideaux et dites-vous "Bonjour !" tout en remplissant la pièce de lumière.

Prenez une douche maintenant, faites du sport, méditez et prenez un petit déjeuner. Dans n'importe quel ordre. L'activité physique et une douche contrastée augmentent votre taux d'adrénaline, un petit-déjeuner nourrissant stimule enfin votre métabolisme et la méditation vous aide à vous mettre dans l'ambiance de la nouvelle journée. Encore quelques bons conseils pour une matinée vraiment bonne :

Remplissez votre matinée de couleurs vives et de senteurs vivifiantes. Par exemple, mangez des flocons d'avoine dans une assiette orange et accrochez des pomanders aux agrumes dans la maison. Faites tout le soir : repassez le linge, préparez une boîte à lunch, faites un plan, etc. Souvent, vous n'avez même pas envie de vous lever, car vous savez combien de tâches fastidieuses vous attendent le matin.

N'allumez pas la radio ou la télévision. Les informations et les spots publicitaires ne font que gâcher l'ambiance. Préparez-vous plutôt à aller travailler au son de vos chansons préférées, pleines d'énergie.

Une fois que vous aurez mis au point les bons rituels matinaux, vous constaterez rapidement que le fait de vous réveiller avec les premiers rayons du soleil vous mettra dans un état d'esprit créatif, et vous constaterez que vous n'avez plus besoin de réveil.

Réveil : ami ou ennemi ?

Les gens modernes détestent les réveils. Ces bips sans âme nous privent de sommeil et, dans l'espoir de prolonger les bons moments, nous appuyons sur la touche "sieste de 10 minutes". Nous faisons nous-mêmes du réveil notre ennemi.

Lorsque la lumière du matin remplit la pièce, le corps cesse de produire de la mélatonine - la synthèse intensive de cortisol commence. Votre température, votre pression artérielle et votre taux de protéines PER augmentent. Votre corps se prépare à se réveiller. Par conséquent, ouvrez les yeux juste avant la sonnerie du réveil si vous suivez ce programme.

Le bouton Sleep interrompt ce processus. Vous commencez à vous rendormir et retombez dans la première phase du sommeil lent. Le corps est confus : vous avez à nouveau besoin de mélatonine, mais où va le cortisol ? Il en résulte qu'au bout de 5 à 10 minutes, vous vous forcez à vous lever, mais vous vous sentez léthargique et brisé.

"N'importe quoi ! Je ne me réveille jamais avant le réveil, vous ne pouvez pas me réveiller avec un pistolet" ! Si c'est le cas, vous ne dormez tout simplement pas assez et vous n'êtes pas dans les temps. Pour devenir ami avec le réveil :

● n'utilisez pas le bouton 'Attente' ;

● définissent une mélodie agréable dont le volume augmente progressivement ;

● Réglez le réveil de manière à pouvoir l'éteindre après les 5 premières minutes de votre réveil, si vous êtes déjà debout.

Insomnie

L'insomnie est un trouble du sommeil qui se caractérise par une durée et/ou une qualité de sommeil insuffisante. Elle survient chez des personnes de tous âges. L'insomnie peut être chronique (durant un mois ou plus) ou aiguë (plusieurs nuits consécutives). Les symptômes :

- Vous ne pouvez pas dormir du tout.
- Ils se réveillent toujours.
- Vous êtes contrarié de ne pas bien dormir.
- Tout s'écroule, on ne veut plus parler à personne.

Raisons possibles :

- Stress, problèmes au travail et dans la vie privée, dépression.
- Négligence de votre routine. La décision de faire une longue sieste le week-end peut entraîner des insomnies.
- Le travail posté et la perturbation du rythme circadien qui en résulte.
- Médicaments . Vérifiez si l'insomnie fait partie des effets secondaires des médicaments que vous prenez.
- Mauvaise hygiène de sommeil (air ambiant étouffant, trop chaud, bruyant ou lumineux).

L'insomnie peut également être associée à des maladies somatiques et neurologiques. Dans ce cas, vous devez consulter un médecin, mais dans la plupart des cas, vous pouvez remédier vous-même à l'insomnie.

Est-il facile de s'endormir ?

La plupart du temps, ce sont nos propres pensées qui nous tiennent éveillés. Elles ne sont pas toujours agréables. Il existe différentes techniques pour arrêter le bourdonnement dans votre tête. La visualisation, par exemple. Imaginez-vous en train de faire une sieste sur la plage, sous le clapotis des vagues. Plus l'image est détaillée, plus vite vous serez dans le royaume de Morphée. Une autre technique est l'auto-entraînement : "Mes paupières deviennent lourdes, je m'endors...". Vous pouvez également revoir les événements de la journée dans l'ordre inverse ou vous raconter une histoire pour vous endormir dans votre imagination. Essayez également de vous concentrer sur votre propre respiration : Inspirez profondément par le nez pendant 4 secondes, retenez votre respiration pendant 7 secondes et expirez lentement par la bouche pendant 8 secondes. Cet exercice vous calmera et vous n'aurez pas le temps de penser à autre chose pendant que vous comptez les secondes.

Remerciez pour la journée qui passe. Pour qui ou quoi êtes-vous reconnaissant aujourd'hui ? Du point de vue de la psychologie positive, les remerciements renforcent les relations interpersonnelles et sont une grande source de motivation. Si vous allez vous coucher avec de bonnes pensées, préparez-vous à continuer la chaîne des bons matins.

Parfois, nous ne parvenons pas à nous endormir à cause d'un détail, comme une position inconfortable ou l'odeur "désagréable" des draps. Mais dans la science du sommeil, il n'y a pas de petits détails. Faites attention à la position du corps dans laquelle vous vous réveillez habituellement. Allongez-vous ainsi la prochaine fois que vous ne pourrez pas dormir. Utilisez des bougies spéciales ou une lampe aux huiles essentielles pour imprégner la chambre de l'odeur apaisante de la lavande.

Mais le plus important est que vous développiez et respectiez des rituels le soir pour préparer votre corps au sommeil.

Les bons rituels du soir

● Tenez un journal intime. Vous pouvez y noter les événements de la journée, vos pensées et vos expériences. Préférez un stylo et un carnet de notes en papier. Nous en parlerons plus en détail plus tard.

● La lecture. Un livre normal ou un livre électronique avec un écran E-Ink. Et pas d'horreur, d'action ou de drame. Choisissez des œuvres légères et positives.

● Planification. En préparant un plan le soir même, vous gagnez non seulement du temps, mais vous êtes aussi tout de suite opérationnel.

● Le réseautage. Le soir est un moment pour la famille et les amis. Vous ne devez pas faire de travail intellectuel le soir. La communication n'est pas un réseau social ou un chat, mais une conversation vivante.

● Une alimentation saine, la méditation et la marche contribuent également à normaliser le sommeil.

Exercice physique avant d'aller se coucher

De nombreuses personnes pensent qu'il faut être fatigué pour bien dormir. L'activité physique a un effet positif sur la qualité et la durée du sommeil. Il est toutefois conseillé de cesser toute activité sportive intense au moins 4 à 6 heures avant d'aller se coucher.

Vous pouvez faire des exercices d'aérobic légers, du yoga ou simplement de la méditation 1 à 2 heures avant d'aller vous coucher.

L'une des meilleures postures de yoga pour se détendre est Savasana. Allongez-vous sur le dos. Placez vos mains le long du corps, paumes vers le haut, mais ne touchez pas le corps. Écartez un peu les jambes. Fermez les yeux. Détendez tous les muscles de votre corps, un par un, en commençant par vos orteils. Remontez progressivement vers le haut : Fesses, bas du dos, abdomen, dos, poitrine et ainsi de suite. Enfin, relâchez les muscles du cou, du visage et des yeux. En général, une personne s'est déjà déconnectée à ce moment-là.

Cependant, la meilleure façon de faire de l'exercice

physique le soir est de faire une promenade. Vous oxygénerez votre corps, laisserez littéralement derrière vous les soucis et les angoisses de la journée et aurez peut-être même l'appétit.

Manger et boire avant de se coucher

Manger la nuit n'est pas sain. Mais aller au lit alors que l'estomac gronde de faim n'est pas non plus correct. Le dernier repas doit être pris deux à trois heures avant d'aller se coucher. Vous devez manger des aliments qui favorisent le repos. En particulier, les aliments riches en :

● la mélatonine, l'hormone du sommeil ;

● le tryptophane, un acide aminé à partir duquel la mélatonine peut être synthétisée ;

● le calcium, qui favorise l'absorption du tryptophane ;

● du magnésium, un relaxant musculaire naturel qui vous aide à vous détendre ;

● Protéines qui réduisent l'acidité de l'estomac, ce qui entraîne une somnolence.

Des collations pour mieux dormir

● du jus de cerise ou des cerises fraîches. Cette baie est riche en mélatonine et contient l'hormone elle-même, et non son précurseur. La consommation régulière de jus de cerise prolonge considérablement la durée du sommeil.

- Les bananes. Elles sont riches en magnésium et contiennent également du tryptophane.
- Yaourt ou fromage cottage allégé. Les produits laitiers sont riches en calcium et en protéines.
- Dinde, légumineuses, œufs. Ce sont des aliments peu caloriques et nutritifs qui contribuent à abaisser le pH de l'estomac et à provoquer la somnolence en raison de la présence de tryptophane.
- Épinards et autres légumes vert foncé, graines de courge, amandes. Riche en magnésium, qui détend les muscles et facilite l'endormissement.

Avant de vous coucher, évitez les aliments gras, le café et les produits contenant de la caféine ainsi que l'alcool. Les premiers peuvent provoquer des troubles digestifs et avoir un effet négatif sur la silhouette. Le café, le thé noir, les boissons énergisantes et autres produits contenant de la caféine vous tiendront éveillé longtemps. Ils doivent être évités au moins trois heures avant d'aller se coucher.

La dernière tasse d'expresso doit être consommée au plus tard à 14 heures. Une tisane avant le coucher contenant de la camomille, de l'origan, de la mélisse ou de l'aubépine est une bonne idée. Elles vous aideront à vous calmer et à vous détendre. L'alcool est particulièrement insidieux. Il aide à se déconnecter, mais il est mauvais pour la phase de sommeil paradoxal, et la dégradation des liquides et de l'éthanol fait que nous nous réveillons avant d'avoir pu nous reposer. Une canette de bière ou un verre de vin avant de se coucher n'est donc pas le meilleur somnifère.

Il est préférable de boire un gobelet de lait chaud avec du miel. Le lait contient du tryptophane, des protéines et du calcium. Cette boisson a un effet réchauffant et réconfortant, exactement comme lorsque nous étions enfants.

Comment se débarrasser du ronflement

Parfois, la cause de l'insomnie ne vient pas de nous, mais de notre partenaire, qui se couche à côté de nous et ronfle. Ne le frappez pas immédiatement avec un oreiller, mais aidez-le à résoudre le problème. Le ronflement est le processus de respiration pendant le sommeil au cours duquel une personne émet un bruit de crécelle caractéristique. Les statistiques montrent que 45 % des adultes ronflent à des intervalles variables pendant leur sommeil.

Le ronflement peut être le signe de certaines maladies (apnée, obésité, hypertension et autres), mais il est le plus souvent causé par un affaiblissement des muscles de la gorge, une obstruction des voies nasales ou une vibration du palais.

Les muscles du larynx perdent de leur tonicité

avec l'âge. Ils peuvent toutefois être renforcés grâce à quelques exercices simples.

● Fermez la bouche et serrez les lèvres aussi fort que possible pendant 30 secondes.

● Ouvrez la bouche, amenez la mâchoire inférieure vers la droite et maintenez-la pendant 30 secondes. Puis répétez la même chose de l'autre côté.

● Tirez la langue aussi loin que possible, puis détendez-vous. Répétez cela dix fois. Tirez à nouveau la langue et essayez de toucher votre menton, puis votre nez. Répétez dix fois.

● L'alcool, le café et les tranquillisants détendent les muscles du pharynx, et le tabac bloque les voies respiratoires et irrite les muqueuses de la gorge et du nez. Pour se débarrasser du ronflement, il suffit donc parfois d'abandonner les mauvaises habitudes.

● Et le plus simple : changez de position. Lorsque vous dormez sur le dos, les muscles du bas du palais se détendent, la langue s'abaisse et une pression s'exerce sur les voies respiratoires. Dormez donc sur le côté ou sur le ventre, surélevez l'oreiller ou utilisez un oreiller orthopédique spécial.

Sieste

Churchill n'a jamais manqué une sieste l'après-midi, même pendant la guerre. L'homme politique pensait qu'une sieste l'après-midi augmentait les performances comme rien d'autre. Et il avait raison : une sieste est en effet bénéfique. Surtout si l'on ne dort pas assez la nuit. Winston Churchill écrivait : "Il faut dormir entre le déjeuner et le dîner, et pas de demi-mesure, jamais ! Déshabillez-vous et allez vous coucher. Ne pensez pas que vous devez travailler moins parce que vous dormez pendant la journée. Il s'agit d'une opinion stupide de la part de personnes qui n'ont aucune imagination. Au contraire, vous en faites plus parce que vous avez deux jours dans une journée - enfin, au moins un jour et demi".

Une courte sieste améliore la mémoire et d'autres fonctions cognitives. Elle aide à transférer les informations recueillies de la mémoire à court terme à la mémoire à long terme.

Un tel sommeil favorise la créativité et améliore la capacité d'apprentissage. Il vous aide à gérer le stress et améliore votre humeur.

Combien de temps faut-il faire la sieste ?

● 10 à 20 minutes. Il s'agit de la durée idéale du sommeil diurne. Vous passez par les deux premières phases du sommeil lent et vous vous réveillez facilement, ce qui vous laisse le temps de récupérer votre esprit et votre corps.

● 30 minutes . Après une demi-heure de sieste l'après-midi, vous pouvez ressentir un état d'inertie similaire à celui d'une gueule de bois. Cela durera encore 30 minutes.

● 60 minutes. Après une telle sieste, il est facile de se souvenir des faits, des visages et des chiffres, mais vous continuerez à réagir à votre paresse pendant un certain temps.

● 90 minutes. Un cycle de sommeil complet est terminé. Il est facile de se réveiller et on ressent un regain d'énergie.

Quand, comment et où faire la sieste ?

Le meilleur moment pour faire la sieste se situe entre 13 heures et 16 heures. Toutefois, les heures exactes dépendent de votre emploi du temps et de votre biorythme. Par exemple, si vous vous réveillez à 10 heures, vous n'aurez probablement pas envie de faire une sieste au bout de trois heures.

Les siestes demandent une certaine habitude. Entraînez-vous à le faire pendant plusieurs jours à la même heure. Essayez de dormir le même nombre de minutes. Prenez en compte le temps que vous mettez à vous endormir. Si vous vous endormez en 10 minutes, vous devriez régler votre réveil sur une demi-heure pour avoir 20 minutes de sommeil.

Vous pouvez faire une sieste partout : dans la voiture, au bureau, sur le canapé. La sieste étant courte, le risque de se lever avec des douleurs au dos ou au cou est faible. Il est préférable de trouver un endroit calme avec une lumière tamisée. S'il n'y en a pas au bureau, utilisez un masque de sommeil et des bouchons d'oreille.

Les règles d'or d'un bon sommeil nocturne

● Respectez un régime. Endormez-vous et réveillez-vous à la même heure que votre horloge biologique interne. Utilisez des applications spéciales pour étudier vos habitudes de sommeil. Un tracker de fitness avec une fonction d'analyse du sommeil est un bon complément.

● Créez un environnement de sommeil confortable. La température optimale dans la chambre à coucher est de 18-21 °C. Aérez la pièce la nuit. Obscurcissez les fenêtres pour que la lumière des publicités, des lampadaires et des voitures qui passent ne vous gêne pas. Si vous ne dormez pas seul, discutez avec votre partenaire des facteurs qui affectent votre sommeil et le sien, et faites en sorte qu'il soit confortable pour vous deux.

● Achetez un matelas confortable, un oreiller confortable et des vêtements confortables pour dormir. Changez les draps aussi souvent que possible. Éloignez les animaux domestiques de votre lit.

● Faites une promenade et méditez avant d'aller vous coucher.

● Ne vous couchez pas à jeun, mais ne mangez pas trop

non plus. Ne buvez pas de café ou d'alcool avant d'aller vous coucher.

● N'utilisez la chambre à coucher que pour dormir et pour le sexe. Ne regardez pas la télévision au lit, n'utilisez pas d'ordinateur portable, de tablette ou de smartphone. La lumière des écrans supprime la production de mélatonine - la qualité du sommeil diminue.

● Renoncez au bruit numérique au moins 2 à 3 heures avant d'aller vous coucher. Au lieu de faire défiler les médias sociaux, de regarder des e-mails et des vidéos, concentrez-vous sur vos rituels du soir.

● Ne placez pas votre téléphone et votre montre sous votre oreiller. Si vous ne vous réveillez pas de vous-même, le réveil vous réveillera. Vous n'avez pas besoin de contrôler combien de temps vous avez dormi et combien de sommeil il vous reste.

8. DÉTOX NUMÉRIQUE.

Les gadgets ont envahi de nombreux domaines de la vie et les outils que nous utilisions auparavant pour les tâches quotidiennes et professionnelles. Ils nous permettent d'être plus efficaces et plus productifs, mais parfois leur capacité à nous divertir nous rend dépendants.

Aussi pratiques et utiles que soient les gadgets, notre cerveau n'est pas habitué à se concentrer sur un petit écran pendant de longues périodes. L'évolution n'a pas prévu que l'homme s'immerge dans le monde magique des ordinateurs portables pendant des périodes aussi longues. Dans ce cas, l'expression "un peu de ce bon truc", qui s'applique à beaucoup de choses, est une bonne expression. L'excès de plaisir peut avoir des effets négatifs sur la santé.

Mais le principal problème que pose l'addiction excessive aux gadgets n'est même pas lié à des choses comme le syndrome du tunnel, les problèmes d'articulation, la mauvaise vision et les problèmes de colonne vertébrale.

Le principal problème est de savoir comment les appareils affectent notre système nerveux.

Des éléments microscopiques sur l'écran, que nous devons constamment toucher avec les doigts, provoquent des tensions et du stress. Nous focalisons notre attention pendant une période prolongée et devons donc nous concentrer. Nous consommons des informations en très grande quantité : Pensées d'autres personnes, actualités, articles de productivité, contenus inutiles (qui génèrent parfois des sentiments de frustration intangibles). Il ne fait aucun doute qu'il faut beaucoup d'énergie et de temps pour les digérer, jeter le superflu et laisser l'important derrière soi.

Pour assembler le puzzle, votre cerveau travaille la nuit. Un signe évident que vous surchargez votre cerveau d'informations et votre corps de stress est la fréquence de vos rêves. Peu importe qu'il s'agisse de cauchemars ou d'un simple charabia. Pendant le sommeil paradoxal, votre cerveau essaie d'assimiler toutes les choses que vous avez apprises/vécues pendant la journée. C'est dans ce mode de sommeil que l'homme rêve, nous l'avons déjà dit.

C'est une bonne raison de s'offrir une détox numérique. Après tout, il faut en moyenne jusqu'à quatre fois plus de temps à l'organisme pour éliminer les effets du stress qu'il n'en a mis pour arriver à cet état.

Ce que je vous propose peut donc vous aider non seulement à passer une journée détendue et à mieux encaisser les chocs, mais aussi à gagner en clarté mentale et en espace pour vos propres idées. Pour simplifier, je vais diviser cette pratique en trois éléments et les discuter par ordre de priorité et de complexité croissante.

Le matin du champion

Pour moi, le matin est l'un des moments les plus importants de la journée. En général, cette idée n'est pas
nouvelle, mais j'ai commencé à réfléchir à l'impact de
nos expériences matinales sur la journée suivante
avant même de découvrir l'importance des rituels matinaux dans les conseils des coachs en efficacité personnelle et dans les livres de psychologie populaire. Un
proverbe bien connu dit : "Comme on commence
l'année, on la passe". Mais elle serait plus vraie si elle
parlait spécifiquement de la journée. Il est beaucoup
plus facile de briser le paradigme pendant l'année que
pendant la journée.

Malheureusement, pour de nombreuses personnes, le smartphone est la première chose qu'elles voient
au réveil, et quiconque connaît son corps peut observer
comment, dès la première application ouverte, une tension s'installe dans le corps et remplace le calme agréable du matin. Les gens se privent du plaisir de se
réveiller progressivement et de commencer la journée
de manière naturelle. Au lieu de cela, ils se plongent
immédiatement dans les abîmes de la frénésie d'informations. Ce stress peut devenir le leitmotiv de toute
une journée.

J'ai éprouvé un incroyable sentiment de bonheur et un état de 'flow' lorsque j'ai réalisé et appliqué pour la première fois la pratique d'une matinée sans gadget. Je n'ai déverrouillé mon smartphone qu'en arrivant au travail, et une fois que je l'ai fait, je me suis plongé dans mon travail et je ne suis 'remonté' que le soir. Ce furent les journées de travail les plus détendues et les plus efficaces que j'ai jamais connues. Le premier conseil est donc d'éviter les gadgets dans les heures qui suivent le réveil. Laissez-vous la possibilité d'organiser votre journée de manière naturelle et sûre.

Bonne nuit, les petits

Mais en réalité, votre journée commence par le sommeil. Votre bien-être, votre capacité à vous concentrer et à développer des idées dépendent de sa qualité. Dans un deuxième temps, je vous suggère de ne pas apporter d'appareils au lit ou, mieux encore, dans votre chambre.

Laissez votre téléphone portable dans une autre pièce lorsque vous vous préparez à aller vous coucher, ou mieux encore, abandonnez-le quelques heures avant de vous coucher. C'est difficile, car le cerveau réclame (oui, c'est une addiction) un peu plus d'informations "savoureuses" avant de glisser dans le sommeil.

Vous pouvez toutefois remplacer l'habitude d'emporter un appareil au lit par quelque chose de plus approfondi et systématique - par exemple, en emportant un livre au lit. Dans tous les cas, votre corps doit se préparer au repos quotidien aussi naturellement et sans heurts que vous le faites en vous levant le matin. Après tout, vous savez maintenant comment faire. Passons maintenant à la partie la plus difficile.

Prenez du temps pour vous

A ce stade, vous avez beaucoup de temps à consacrer à des choses plus productives. Je vous suggère de choisir une heure dans la journée/soirée pour enregistrer le contenu. Les flux (YouTube, Facebook, Instagram, etc.) jouent avec nos mécanismes naturels de stimulation, si bien qu'il est parfois difficile de se détacher de la consommation et, inversement, il est assez facile de s'occuper de ces choses fondamentalement sans fin.

Il est conseillé de savoir exactement à l'avance ce que vous allez regarder. Le reste du temps, vous devez vous contrôler. Oui, c'est difficile, mais voici quelques conseils qui vous faciliteront la tâche :

Comment vous faciliter la tâche

Vous pouvez essayer de suivre les trois étapes à la fois, mais si vous n'y parvenez pas, je vous suggère d'y aller plus lentement et de manière plus cohérente. Apprenez d'abord à profiter du matin, et vous comprendrez l'importance des autres étapes ;

Il est difficile d'abandonner une habitude, vous avez donc besoin d'un engagement fort et d'une idée de ce que vous voulez obtenir. Vous n'irez nulle part si vous ne savez pas où vous allez ; vous ne pouvez pas vous débarrasser d'une mauvaise habitude pour qu'elle ne revienne pas. Vous devez la remplacer par une habitude saine. Pensez par exemple à des rituels matinaux avec de l'exercice et un petit déjeuner sain ou à des rituels du soir avec des soins corporels et un bon livre ;

Il est parfois beaucoup plus facile de se distraire du stress en consommant du contenu. Vous le remarquez peut-être lorsque vous vivez un bouleversement et un stress dans votre vie, et il arrive que vous restiez simplement sur votre téléphone dans ces moments-là. Mais la tactique de la "tête dans le sable" ne permet pas d'éliminer le problème (le stress).

Supprimez les irritants. Si vous pouvez atteindre l'icône Facebook sur votre téléphone, vous l'utiliserez. Rendez la tâche impossible - supprimez les applications inutiles.

Une fois que vous avez commencé cette pratique, poursuivez-la jusqu'au bout. Vous pouvez utiliser la technique des 45 jours : Exécutez les conditions de la pratique pendant 45 jours pour acquérir une habitude, et si vous vous égarez, recommencez à compter. Dans tous les cas, faites une marque au bout de 30 jours pour voir si le résultat vous plaît et si vous voulez continuer.

9. UN LIVRE QUI PEUT CHANGER VOTRE VIE.

Une grande partie de notre capacité à garder les idées claires dépend aussi du fait que l'on ne sait pas exactement ce qu'il faut faire.

Malheureusement, beaucoup d'entre nous n'ont pas l'habitude de décrire et d'analyser en détail leurs propres pensées, actions et sentiments et de les utiliser pour planifier leur propre vie. Pourtant, l'analyse du présent et la planification de l'avenir peuvent être une véritable délivrance pour les "perdus", pour ceux qui sont coincés dans une routine qui semble sans but et sans fin. Dans le sixième point, nous avons déjà constaté l'importance de planifier chaque jour. Et c'est la base de la planification de la vie.

De nombreuses personnalités célèbres, comme l'écrivain Mark Twain, l'artiste et scientifique Léonard de Vinci, les hommes politiques George Washington et

Winston Churchill, la présentatrice de télévision mondialement connue Oprah Winfrey et bien d'autres, ont tenu et tiennent encore un journal intime. Les raisons :

● Un journal intime préserve la mémoire et vous permet de vous souvenir d'événements passés. L'enregistrement quotidien de différents événements permet de ne pas oublier des faits apparemment insignifiants, mais avec le temps, vos mémoires peuvent devenir un véritable enregistrement des jours, mois et années qui se sont écoulés. Nos enregistrements du présent seront pour vous des lectures étonnamment utiles à l'avenir.

● Grâce au journal, vous pouvez apprendre de vos propres expériences. Pour compléter le point précédent, si vous revenez sur ce que vous avez écrit dans votre journal, vous pouvez prêter attention à des détails très différents, car vous voyez le passé d'un autre œil. Le temps modifiera inévitablement vos pensées avant que vous ne vous en rendiez compte. Avec le temps et l'expérience, nos convictions changent, mais dans un journal intime, elles restent inchangées à jamais. Et parce que c'est votre histoire, vous pouvez analyser les événements passés et ne pas répéter les erreurs du passé.

● Le journal est une preuve de vos progrès. En écrivant ce qui s'est bien passé aujourd'hui, vous pouvez trouver l'inspiration lorsque vous vous sentez abattu et déprimé. Les jours particulièrement mauvais, nous oublions souvent les progrès que nous avons déjà réalisés, les petites ou grandes victoires que nous avons déjà obtenues. Le journal aide également à maintenir une évaluation raisonnable des événements. Il suffit de regarder les enregistrements - et les voici, preuves de l'ampleur de votre croissance au cours des derniers mois ou années.

Si vous avez fait une pause dans l'écriture de votre journal, recommencez. Si vous faites une pause d'un jour, de quelques jours ou même de quelques semaines, ce n'est pas grave, vous pouvez simplement recommencer à partir d'aujourd'hui. Essayer de noter tout ce qui s'est passé après coup est le meilleur moyen de se désintéresser de l'écriture d'un journal.

Si, après quelques semaines, vous vous souvenez d'un événement que vous n'avez pas noté, vous vous en souviendrez plus tard et vous pourrez le décrire. Ne vous inquiétez pas si vous manquez un jour, une semaine ou un mois, personne ne compte. Cependant, vous devriez prendre l'habitude d'écrire quelques lignes chaque jour afin de pouvoir créer une autobiographie intéressante et détaillée au fil du temps. Alors, comment tenir un journal ?

• Tout d'abord, amusez-vous bien avec votre journal, ce n'est pas un devoir !

• Soyez honnête dans votre journal. Pourquoi tenir un journal si vous ne pouvez pas admettre ce que vous ressentez ?

• Si vous n'aimez pas quelque chose dans ce que vous avez écrit, ne déchirez pas de pages et ne rayez pas de mots. Avec le temps, le résultat sera différent de ce qu'il est aujourd'hui et, dans quelques années, vous lirez vos notes et serez heureux d'avoir reçu ce que vous avez écrit sous sa forme originale.

• Essayez de garder un journal dans un endroit qui vous rappelle d'écrire de temps en temps. Si vous le posez au fond d'un tiroir, vous risquez de l'oublier rapidement.

• Réfléchissez à la possibilité de décorer la couverture avec des autocollants, des dessins, des photos et plus encore. Faites preuve de créativité et vous serez surpris de voir à quel point vous pouvez vous exprimer de cette manière.

• Mettez toutes vos émotions sur papier ! Écrivez à quel point votre voisin ou votre collègue vous met en colère, ou à propos de chaque petite chose que votre mari fait pour vous. Un journal intime est un ami qui ne révèle jamais ses secrets, alors partagez tout avec lui : Vos coups de cœur, vos rêves, les poèmes et les chansons que vous souhaitez écrire, et bien d'autres choses encore.

● S'il est vraiment important pour vous de garder le souvenir de la journée éveillé, choisissez un moment précis de la soirée pour écrire. Cela peut être, par exemple, lorsque vous rentrez chez vous ou une demi-heure avant de vous coucher. N'importe quel moment est bon ! Trouvez un endroit isolé où vous pourrez écrire sans craindre que quelqu'un lise votre journal.

● Le journal peut être écrit sous la forme d'un livre. Choisissez un nom que vous aimez et donnez-vous ce nom de manière à ce que le lecteur, qui ne connaît pas le code, ne puisse pas deviner de qui il s'agit. Amusez-vous bien avec votre journal, et je le répète : ce ne sont pas des devoirs !

● Au début, vous pouvez utiliser un journal comme carnet de notes pour enregistrer les choses qui vous intéressent, puis vous pouvez soudainement vous rendre compte que vous voulez ajouter vos propres pensées à la liste.

Chapitre 2. trouver la clarté juste avant le travail

"Les conseils généraux sont bien sûr géniaux, mais comment puis-je régler ma tête avant de travailler ?", me demanderez-vous. Dans ce cas, il existe quelques recommandations universelles que j'ai personnellement testées dans mon expérience. Elles doivent être utilisées avant l'étude, un cours, une journée de travail, après la pause déjeuner... en général, une dizaine de minutes avant le début de l'activité mentale. Je préfère utiliser ces conseils comme un algorithme complet avant de commencer à travailler, mais c'est facultatif.

1. Trouvez un endroit calme et confortable pour travailler. Choisissez un endroit où vous pouvez vous asseoir confortablement et où vous ne serez pas dérangé par des conversations, de la musique forte ou des bruits de pas. Trouvez un coin avec un bon éclairage et une température agréable. Dans des conditions désagréables et en présence de distractions, il est difficile pour une personne de penser clairement. Si vous vivez avec quelqu'un ou si votre environnement de travail ne vous permet pas d'avoir de l'intimité, demandez aux personnes autour de vous de ne pas vous déranger afin de pouvoir vous concentrer. Si vous ne pouvez pas vous cacher du bruit, utilisez des écouteurs intra-auriculaires et écoutez de la musique douce. Au lieu d'écouter de la musique, vous pouvez aussi écouter les sons de la nature, mais parfois ils sont trop apaisants et vous font dormir.

2. Un espace de travail bien rangé et ordonné vous aidera également à vous concentrer et à éviter les perturbations. Pensez à vider votre bureau afin que rien ne vous distraie. Préparez tout ce dont vous avez besoin pour travailler afin de ne pas perdre de temps par la suite.

3. Répondez à vos besoins physiques. L'inconfort physique vous empêche de vous concentrer et de penser clairement. Essayez d'évaluer consciemment vos sensations. Fermez les yeux et essayez de comprendre ce

que vous êtes en train de vivre afin de pouvoir prendre soin de votre bien-être. Par exemple : Si vous avez faim, faites une pause et mangez quelque chose ; si vos muscles sont tendus, faites un peu d'exercice ; si vous avez froid, augmentez le chauffage ou enfilez un pull.

4. Limitez le nombre de distractions numériques. Si vous devez vous concentrer sur une tâche qui demande un effort mental considérable, mettez votre téléphone de côté et essayez de regarder le moins possible sur Internet. Ces distractions nuisent toujours à votre réflexion et à votre concentration.

5. Si vous avez du mal à vous empêcher de surfer, utilisez une application comme Freedom pour bloquer temporairement l'accès aux sites. Vous pouvez également désactiver les notifications sur votre téléphone si elles vous distraient.

6. Concentrez-vous sur votre respiration. Si vous êtes excité ou distrait et que vous ne pouvez tout simplement pas vous concentrer, prenez quelques respirations profondes et lentes. Inspirez par le nez, puis expirez lentement par la bouche ou le nez. Si possible, prenez une position assise ou allongée confortable dans une pièce calme et agréable pendant quelques minutes. Fermez les yeux et essayez de vous concentrer sur la sensation de la respiration. Une respiration profonde remplit votre cerveau d'oxygène et signale à

votre esprit et à votre corps qu'il est temps de se détendre. Essayez de calmer vos pensées agitées et de vous concentrer.

7. Divisez les grandes tâches en sous-tâches gérables. Si une grande tâche semble impossible et que vous ne savez pas par où commencer, essayez de la diviser en petites sous-tâches. Une série de petites tâches plutôt qu'un grand projet vous aidera à mieux vous concentrer et à identifier clairement les étapes nécessaires. Par exemple, si vous révisez pour un examen, votre cerveau ne retiendra pas grand-chose si vous essayez de mémoriser toutes les informations de trois paragraphes à la fois. Commencez par une question concrète.

8. Faites une pause de 15 minutes toutes les 45 à 60 minutes. Il n'est pas nécessaire de passer tout votre temps sur la tâche, sinon votre esprit aura tôt fait de s'égarer et de tourner en rond. Il s'agit d'un fait scientifiquement prouvé. Pour garder les idées claires, vous devez faire une courte pause au moins une fois par heure pour vous reposer. Pendant une pause, vous pouvez légèrement bouger, prendre un rafraîchissement et arroser les fleurs. Et pour ne pas oublier vos pauses, pensez à mettre une minuterie ou un réveil devant vos yeux. Il existe également des applications comme *Pomodoro Timer*, disponibles sur tous les systèmes d'exploitation courants : iOS, Android, Windows, macOS, Linux et sous forme d'extensions spéciales pour

les navigateurs. Ces dernières se distinguent par le fait qu'elles ne font pas seulement office de minuteur, mais bloquent également les contenus indésirables. Cela signifie que vous ne pouvez plus vous connecter à Facebook depuis votre ordinateur, même pendant quelques minutes, pour vérifier les messages entrants.

9. Essayez d'appliquer la méthode de relaxation active. Essayez d'imaginer un paysage paisible pendant votre pause. Imaginez que vous êtes allongé sur une plage ou dans un bateau au milieu d'un lac paisible. Imaginez la vue, les sons, les sensations et les odeurs que vous pourriez rencontrer dans un tel endroit (une douce brise sur votre peau ou l'odeur des feuilles d'automne dans l'air). De cette manière, vous pourrez vous détendre et mieux activer votre cerveau. Lorsque vous revenez de votre voyage mental, votre esprit doit être clair et votre attention doit se concentrer sur votre travail.

www.ingramcontent.com/pod-product-compliance
Lightning Source LLC
Chambersburg PA
CBHW031442130726
47989CB00003B/1251